Elektrolyte/Säure-Basen pocketcard Set

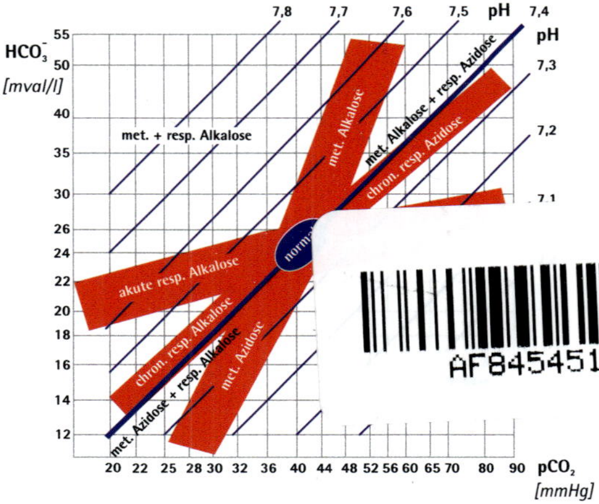

Normalwerte

	normal		pathologisch			
	arteriell [aB]	**venös [vB]**	**met. Az.**	**met. Alk.**	**resp. Az.**	**resp. Alk.**
pH	**7,36–7,45**	7,26–7,46	⇓	⇑	⇓	⇑
pCO_2	**35–45 mmHg**	38–54 mmHg	↓	↑	⇑	⇓
Stand. HCO_3^-	**21–27 mval/l**	19–24 mval/l	⇓	⇑	↑	↓
Base excess (BE)	**-3,4–2,3mval/l**	-2–5 mval/l	negativ	positiv	positiv	negativ
pO_2	**70–100 mmHg**	36–44 mmHg				
O_2-Sättigung	**>95%**	60–85%				

⇑ ⇓ = primäre Störung; ↓ ↑ = Kompensation; met. (metabolisch), resp. (respiratorisch); Az. (Azidose), Alk. (Alkalose)

Physiologische Regulationsmechanismen

rasch (respir.)	über **verstärkte oder verminderte Abatmung von CO_2**
langsam (renal)	– renale **Rückresorption des wichtigsten Puffers HCO_3^-** durch die Karboanhydrase unter gleichzeitiger H^+-Elimination und Na^+-Rückresorption. – Karboanhydrase: $HCO_3^- + H^+ \Leftrightarrow H_2O + CO_2$ – Bildung titrierbarer Säure: im Tubuluslumen H^+-Elimination über NaH_2PO_4 – Bildung und Elimination von Ammoniumionen: $NH_3 + H^+ \Rightarrow NH_4^+$

Vorgehen

1. Leitstörung	Azidose = pH < 7,35 oder Alkalose = pH > 7,44				
2. Ursache	metabolisch ⇒ veränderter HCO_3^-, respiratorisch ⇒ veränderter pCO_2				
3. adäquat kompensiert Δ (Änderung) pCO_2 [mmHg] HCO_3^- [mmol/l];	**metabolisch**	**Δ pCO_2** per 1 HCO_3^-		**Δ pH** per 1 HCO_3^-	
	Azidose	1,0–1,5		0,010	
	Alkalose	0,25–1,0		0,015	
	respiratorisch	**Δ HCO_3^-** per 10 pCO_2		**Δ pH** per 10 pCO_2	
		akut	*chronisch*	*akut*	*chronisch*
	Azidose	1	4	0,08	0,03

Metabolische Azidose (pH < 7,36 und HCO_3^- ⇓)

Klinik	Schwäche bis Koma, Schockzeichen, z.B. RR ↓ (da Katecholaminwirkung am Rezeptor ↓), Hyperventilation (kompensatorische Kussmaul-Atmung ⇒ CO_2-Elimination)
Ursache	**Addition:** (H^+-Anstieg) 1. <u>exogene Säuren</u>: z.B. Salicylate, Methanol, NH_4Cl, Ethanol⇒Polyethylenglykol 2. <u>endogen</u>: Ketoazidose (Diabetes, Fasten), Laktatazidose (Schock, Ischämie), renal tubuläre Azidosen, Urämie, chronische NNR-Insuffizienz **Subtraktion:** (HCO_3^--Verlust) 1. <u>enteral</u> (z.B. Diarrhoe und villöse Adenome, Dünndarmfistel, Neoblase) 2. <u>renal</u> (durch Karboanhydrasehemmer; prox. tubuläre Azidose II)
Merke	$Na^+ - Cl^- - HCO3^-$ = Anionenlücke von 6-16 mmol/l, d.h. 85% der Anionen i.S. sind Cl^- u. HCO_3^- – bei HCO_3^- Verlust **steigt Cl^-** komp. **an** (⇒ Anionenlücke normal) ⇒ hyperchloräm. Azidose – bei „Fremdsäure" (Addition) **bleibt Cl^- normal** ⇒ normo-chlorämische Azidose ⇒ die Anionenlücke ist vergrößert (> 16 mmol/l), da HCO_3^- ↓
	Merkwort für Additionsursachen: **KUSSMAUL** (**K**etozidose, **U**rämie, **S**alizylatintoxikation, **M**ethanolintoxikation, **A**ethanolintoxikation, **U**rämie, **L**aktatazidose)
Therapie	**Cave:** Zur Elimination von CO_2 muss die Atmung intakt sein!
kausal	z.B. Dialyse, Detoxikation, Antidiarrhoika, Oxygenieren, Karboanhydrasehemmer absetzen
sympt.	– 1/3 des Bikarbonatdefizits *[(-) base excess x Körpergewicht (kg) x 0,3]* puffern i.v.: z.B. als 8,4% **$NaHCO_3$** (1ml=1mmol); p.o.: **Na/Kalziumzitrat** (Acetolyt®) 3 x 2,5-5g (bei Hyperkaliämie), **Na/Kaliumzitrat** (Uralyt-U®) 3 x 2,5g (bei Normokaliämie) – BGA und K^+-Kontrolle (da Hypokaliämiegefahr)

Metabolische Alkalose (pH > 7,44 und HCO_3 ⇑)

Klinik	Hypoventilation (Kompensationszeichen); Herzrhythmusstörungen, v.a. Extrasystolie, Muskelschwäche, Müdigkeit, Darmatonie (Hypokaliämie); Parästhesien, tetanische Krämpfe (ionisiertes Ca^{2+} ↓); Schwindel, Bewusstseinsverlust (zerebrale Vasokonstriktion)
Ursache	**H^+-Verlust:** Darm (Erbrechen, Magensonde), renal (Diuretika, M. Conn) **HCO_3^- -Zufuhr:** Bluttransfusion, exogene Bikarbonatzufuhr p.o/i.v., Milch-Alkali-Syndrom **HCO_3^- -Retention:** z.B. nach Korrektur einer respiratorischen Azidose (Posthyperkapnie) **rel. HCO_3^- Konzentrationsanstieg:** bei Dehydratation (sog. Kontraktionsalkalose)
Merke	Cl^- im Urin zur DD: bei intravasal. Dehydratation (z.B. Erbrechen) sinkt Cl^- im Urin < 10 mmol/l Th: Isotone NaCl-Lösung bessert hier auch die metabolische Alkalose
Therapie	
kausal	Th. von z.B. Erbrechen, Hyperaldosteronismus, M. Cushing, Antazida/Diuretika/HCO_3^- absetzen
K^+ ↓	**K^+-Substitution** mit KCl (nicht mit Kalinor® Brausetabletten, da alkalisch!)
H^+ -Verlust	Cl^--Defizit = 0,5 x KG x (104 - Cl^- i.S. mmol/l), Ausgleich mit **isotoner NaCl-Lösung**
Ödeme	**Karboanhydrasehemmer** (Diamox®) induziert Bikarbonatdiurese, **Spironolacton** bessert Hypokaliämie, bei schwerer Herzinsuff. evtl. auf Intensivstat. 1l **isotone HCl/24 h über ZVK**

Cave: Kompensationsmechanismen behindert bei:
- Dehydratation, Hypotonie ⇒ GFR ↓ ⇒ Na^+ (als Na^+HCO^-) Rückresorption im prox. Tubulus ↑
- Hyperaldosteronismus ⇒ Na^+-Rückresorption im dist. Tubulus ↑ ⇒ K^+-Ausscheidung ↑ ⇒ Hypokaliämie
- Hypoventilation (Herzinsuffizienz, Aszites, Lungenerkrankungen)

Respiratorische Azidose (pH < 7,36 und CO_2 ⇑)

Klinik	Kopfschmerzen, Tremor, Hirndruckzeichen; Hypoventilation ⇒ [Hypoxämie (Zyanose, Dyspnoe, Tachykardie) ⇒ Laktatazidose ⇒ gemischt respiratorisch/metabolische Azidose]			
Ursache	**zentral**	**mechanisch**	**restriktiv pulmonal**	**obstruktiv pulmonal**
	Medikamente (Opiate, Sedativa), Schlafapnoe, Pickwick-Syndrom, SHT, met. Alkalose	K^+ ↓, Myasthenie, Kyphoskoliose, Pickwick-Syndrom	ARDS, Lungenödem, Asthma, Pneumonie, COPD, Lungenfibrose	Bronchitis, Spasmus, Fremdkörper, Beatmung
Therapie	(**Cave:** bestehende Hypoxie und Azidose sind ein starker Atemantrieb!)			
kausal	Befreiung der Luftwege von Obstruktionen, kardiale Therapie bei Linksherzversagen, asthmatische Zuständen (Steroide, β–Sympathomimetika)			
sympt.	**O_2–Gabe** (Cave bei chron. Hypoxie: Atemantrieb ↓); **O_2–Langzeitth.** nur sinnvoll bei > 14 h/d; **Beatmung** bei resp. Insuff. (pO_2 < 50 bei 4 l/min Nasens.; Atemfrequenz > 30, pCO_2 > 55)			
$NaHCO_3$	Indikation: bei gemischt resp. und met. Azidose mit pH < 7,15 (**Cave:** Atemantrieb ↓, Induktion einer met. posthyperkapnischen Alkalose), KI bei Lungenödem (Volumen!)			

Respiratorische Alkalose (pH > 7,44 und CO_2 ⇓)

inik	Hyperventilation(tetanie) ⇒ Parästhesien, Muskelzittern, Karpopedalspasmen zerebrale Durchblutung ↓ ⇒ Schwindel, Reizbarkeit		
sache	**zentral**	**Hypoxie (pO_2 ↓)**	**thorakal**
	psychogen, hepatisch, Sepsis, Hirnstammläsion, Schwangerschaft	Lungenerkrankungen, Herzinsuffizienz, Anämie, Höhenkrankheit	Lungenerkrankungen, Pneumothorax, Lungenembolie, Beatmung
rapie	Tetanische Zustände und Synkopen ⇒ **CO_2–Rückatmung,** bei Bedarf Sedierung zur Dauerprophylaxe ⇒ Atemgymnastik, autogenes Training, ggf. Psychotherapie		

ISBN 978-3-89862-069-7 www.media4u.com

Printed in Germany SL1024

Hypernatriämie (Serum-Na^+ > 145 mmol/l)

Symptome: Oft asymptomatisch, Durst, Verwirrtheit, Schwäche, Urinvolumen vermindert

Differenzierung

Volumenstatus	Na im Urin	Urinosmo-larität	Verlust	Ursachen
hypertone Dehydratation (EZR normal, IZR normal)	> 20 mmol/L	iso/hypo	renal	Thiaziddiuretika; postobst. Harnstoffdiurese; Isosthenurie bei Niereninsuf.; Glukosurie
	< 10 mmol/L	hyper	extrarenal	über: Darm, Haut, Lunge
isotone Euvolämie (EZR normal, IZR normal)	variabel	variabel	renal	Diabetes insipidus (renal/zentral); Hypodipsie
		hyper	extrarenal	über: Darm, Haut, Lunge
hypertone Hyperhydratation (EZR normal, IZR normal)	> 20 mmol/L	iso/hyper	Na-Retention!	M. Conn; M. Cushing; hypertone Dialyse; natriumhaltige Infusion; Salztabletten

Osmolarität erhöht — Osmolarität normal — ← Wasserfluss

Therapie

Behandlung bekannter Ursachen. Allgemeine Maßnahme: natriumarme Diät

- **hypertone Dehydratation:** Volumendefizit = 0,5 x KG x ((Na^+/140)−1) ausgleichen: **Glukose 5%** i.v., 50 % /24h (**cave:** Hirnödem); wenn RR ↓ : 0,45 – 0,9% **NaCl** bis RR ↔, dann **Glukose 5%** i.v.
  asympt.: Na^+-Korrektur ≈ 0,5 mmol/l/h
  sympt.: Na^+-Korrektur ≈ evtl. 1–2 mmol/l/h für 3 – 4h, dann = 0,5 mmol/l/h
- **Diabetes ins. zentralis:** evtl. Volumendefizit wie oben behandeln, **Desmopressin** intranasal (3 x 0,1– 0,4mg) oder s.c. + freies Wasser (**Glukose 5%**), (NSAR, **Carbamazepin, Thiazide**)
- **Diabetes ins. renalis:** Benzothiadizin-Diuretika (**Hydrochlorothiazid** (1 x 12,5–50 mg/d p.o.)
- **Hypodipsie/essentielle Hypernatriämie:** p.o./i.v. Zufuhr von freiem Wasser (**Glukose 5 %**)
- **extrarenaler Wasserverlust:** freies Wasser (Tee, Mineralwasser, Glukose 5%)
- **hypertone Hyperhydratation:** Na^+/H_2O-Zufuhr, **Furosemid** (20 mg i.v., ggf. Dosis ↑)

Hyponatriämie (Serum-Na^+ < 135 mmol/l)

Symptome: Klin. Kreislaufsymptomatik (Schwindel, RR ↓, Kollapsneigung). Mit abnehmender Na-Konz. zunehmend Hirnödemsympt. (Unruhe, Verwirrtheit, Kopfschmerz, Lethargie/Apathie, Krämpfe)

Differenzierung:

Serum-osmolarität	Volumenstatus	Na im Urin	Verlust	Ursachen
erniedrigt < 280 mosmol	**hypotone Dehydratation** (EZR normal, IZR normal)	> 20 mmol/l	renal	Thiaziddiuretika, Kortisonmangel, Salzverlustniere, osmot. Diurese (HCO_3^+, Glukose) M. Addison
		< 10 mmol/l	extrarenal	über: Darm, Aszites, Haut, Lunge
	hypotone Euvolämie (EZR normal, IZR normal)	> 20 mmol/l HS i.S. < 4 mg/dl	**H_2O-Diurese ↓ SIADH*:** Lunge, Hirn, Schmerz, Angst, Medikamente, Hypothyreose, M. Addison	
		< 10 mmol/l	**Wasserintoxikation**	
	hypotone Hyperhydratation (EZR normal, IZR normal)	> 20 mmol/l	**Nierenversagen**	
		< 10 mmol/l	**nephrotisches Syndrom; Leberversagen; Herzversagen**	
normal oder erhöht > 280 mosmol			**Pseudohyponatriämie** Hyperlipid-/protein-/glykämie; Ethanol, Mannitol, Sorbitol	

Osmolarität erniedrigt — Osmolarität normal — → Wasserfluss

***SIADH (Syndrom der inappropiaten ADH-Sekretion)**

Zentrale Sekretion ↑ : Hirnkrankheiten (entzündlich, vaskulär, Tumor, Psychose); Medikamente (z.B. Cyclophosphamid, Vincristin, Haloperidol); Lungenkrankheiten (Pneumonie, Bronchitis, Tbc, Pneumothorax.); andere: M. Addison, Übelkeit, Angst, Schmerz
Ektope Sekretion: solide Tumoren (Bronchial, Pankreas, Neuroblastom); **ADH-Effekt ↑ :** Carbamazepin, Tolbutamid, Cyclophosphamid, Psychose; **iatrogen:** Vasopressin, Desmopressin, Oxytocin

Therapie: langsamer Ausgleich < 12 mmol/l/24 h, (18 mmol/l/48 h) **Cave:** pontine Myelinolyse

Behandlung bekannter Ursachen: Verdünnungshyponatriämie wg. übermäßiger Zufuhr bzw. Niereninsuffizienz, Hyperglykämie, Hyperlipidämie, M. Addison, Leberzirrhose, Herzinsuffizienz, Alkalose
Merke: Na^+ i.S. informiert über den H_2O-Haushalt, Na-Haushalt: Halsvenen/ZVD, Ödeme, Ergüsse?

- **hypotone Dehydratat.:** Na^+-Defizit = 0,6 x KG x (130 − Na^+), Vol.-Defizit = 0,5 x KG x ((Na^+/140)−1
- **asympt.:** salz. Speisen, NaCl-Tabl. (5–10 g/d), evtl. NaCl iso-/hyperton i.v. (Korr. ≈ 0,5 mmol/l/h)
- **sympt.: NaCl hyperton i.v.** (Korrektur ≈ 1-2 mmol/l/h für 3–4h, dann ≈ 0,5 mmol/l/ h)
- **hypotone Euvolämie: SIADH** Flüssigkeitsrestriktion, evtl. **NaCl p.o./i.v. + Schleifendiuretika**
- **H_2O-Intoxikation:** Flüssigkeitsrestriktion
- **hypotone Hyperhydratation:** Leber-/Herzinsuffizienz; nephrotisches Syndrom: Flüssigkeitsrestriktion, evtl. **NaCl p.o./i.v. + Schleifendiuretika**; Nierenversagen: Flüssigkeitsrestriktion, evtl. **Dialyse**
  Vermeiden von Medikamenten, die die Krampfschwelle senken (z.B. Haloperidol)

Autor: H-J. Anders © 2008–2021 Börm Bruckmeier Verlag GmbH ISBN 978-3-89862-069-7 www.media4u.com

Hyperkaliämie (Serum $K^+ > 5,0$ mmol/l)

Symptome: oft keine, Muskelschwäche, Parästhesie, Areflexie, kardiale Symptomatik selten bei $K < 7$ mval/l (Hypotension, Bradykardie, Arrhythmie, QRS-Komplex verbreitert, spitzes T)

Differenzierung

Pseudohyperkaliämie ausschließen (hämolytisches Serum, Thrombozytose, Leukozytose)

geschätzte GFR	Kalium im Urin	Kaliumzufuhr/ Na/K-ATPase	Ursachen
GFR > 20 ml/min	> 20 mmol/l	K^+-Zufuhr normal	**Medikamente:** B-Blocker, Digitalis, ACE-Hemmer, NSAR **Zellzerfall:** Rhabdomyolyse, Tumorlyse, Hämolyse, GI-Blutung **Ic/Ec-Shift:** Azidose, Insulinmangel
		K^+-Zufuhr ↑	K^+-haltige Infusionen oder Medikamente, orale Zufuhr
	< 20 mmol/l	Na/K-ATPase ↓	**Aldo < 10 pg/ml:** Renin-, ACE-, Aldo-, ATII-Mangel, (RTA IV) **Aldo > 10 pg/ml:** Spironolacton, Dehydratation
GFR < 20 ml/min		GFR/Fluss/ Na/K-ATPase ↓	**Niereninsuffizienz** (andere Faktoren als Begleitursache ausschließen)

Therapie

Behandlung bekannter Ursachen, s.o., Kaliumzufuhr stoppen
EKG-Veränderungen dokumentieren:

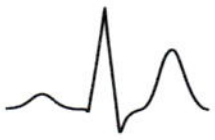
Hyperkaliämie

- spitzes T
- p-Verlust
- Sinuswelle
- Kammerflimmern
- **Risikofaktoren erkennen:** z.B. Anurie, akuter K^+-Anstieg, EKG, Ca^{++} ↓, Na^+ ↓, Azidose
- Arrhythmie: 1–2x 10 % **Kalziumglukonat** über 10 min i.v. mit EKG-Monitor plus weitere Maßnahmen (**cave:** bei Digitalispatienten)
- **hohes Risiko:** bei metabolischer Azidose 30–00 mmol **$NaHCO_3$** über 5 min i.v., 20 % **Glukose** + 16 i.E. **Alt-Insulin** über 0,5–1h i.v., **Salbutamol-Spray** (Ic/Ec-Shift, **cave:** Tachykardie, Arrhythmie), 50 g **Polysulfonsäure** (Resonium®) in 200 ml 10 % Glukose rektal
- **Risiko gering:** 30 g **Polysulfonsäure** (Resonium®) in 30 ml **Laktulose** p.o., **Furosemid** i.v.
- **Niereninsuffizienz: Dialyse** bei Oligo-/Anurie, Urämie oder Therapieresistenz

Hypokaliämie (Serum-$K^+ < 3,6$ mmol/l)

Symptome: oft keine, Hypotonie, Muskelschwäche, Hyporeflexie, Parästhesie, Magen-Darm-Atonie, kaliopenische Nephropathie, EKG-Veränderungen (P-Amplitude ↑, ST-Senkung, T-Abflachung), Digitalisempfindlichkeit ↑

Differenzierung

Kalium im Urin	metabolische Alkalose	pH: normal bis variabel	metabolische Azidose
< 20 mmol/L	GI-Fistel, Erbrechen	Haut: Schwitzen, Fieber, verminderte Zufuhr, Anorexie, Dialyse	Diarrhoe, Laxantien
> 20 mmol/L	**RR + Chlorid im Urin?**		renal-tubuläre Azidose I/II, diabetische Ketoazidose, Ureterosigmoidostomie

$Cl_U > 20$ mmol/L		RR ↓, Cl_U ↓
arterielle Hypertonie	**Hypo-/Normotonie**	
prim. Hyperaldosteronismus, sek. Hyperaldosteronismus, NAST, maligne Hyperthermie, Reninom, Cushing -S., Liddle-S., Pseudohyperaldosteronismus	**Polyurie:** osmotisch, postobstruktiv **medikamentös:** Diuretika, Aminoglycoside, Cisplatin, Amphotericin B, Hypomagnesämie	**GI-Fistel, Erbrechen**

Merke: Kaliumhaushalt = Zufuhr + Ic-/Ec-Shift + renal mit Na/K-ATPase über Aldosteron

Therapie

Behandlung bekannter Ursachen, s.o.
EKG-Veränderungen dokumentieren:

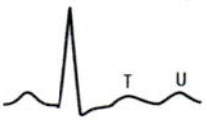

Hypokaliämie

- **no pot. – no 't' but 'u'**,
- Kammerflimmern
- **Kaliumsubstitution:** begleitende Hypomagnesämie mitbehandeln
  -bei Azidose: z.B. **Kalinor-Brause®** (1 Tbl. enthält 40 mmol K^+ und Alkali)
  -bei Alkalose: z.B. **KCl-retard®** (1 Tbl. enthält 8 mmol K^+), **cave:** GI-NW
  -bei Hypervolämie/Arrhythmie i.v. mit Perfusor über ZVK: max. 20–40 mmol/h
  Cave: wegen Gefahr von Infusionsfehlern nur auf Intensivstation mit Monitor
- **kaliumsparende Diuretika:** Amilorid, Triamteren, Spironolakton

Autor: H-J. Anders © 2008–2021 Börm Bruckmeier Verlag GmbH ISBN 978-3-89862-069-7 www.media4u.com

Regulation der Serum-Ca^{++}-Konzentration

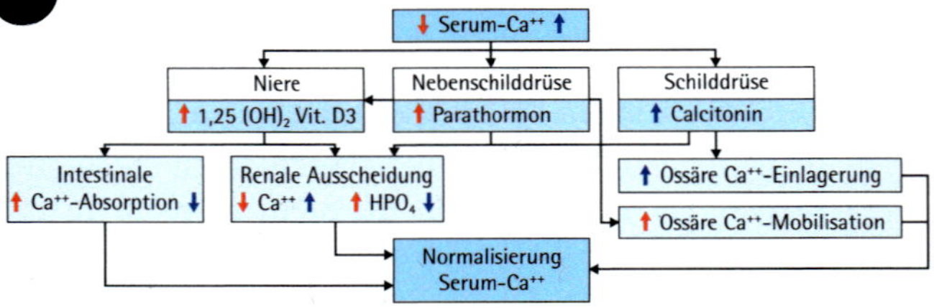

↑ oder ↓ = Mechanismen bei Hypokalzämie ↑ oder ↓ = Mechanismen bei Hyperkalzämie

Hyperkalzämie (Eiweiss-korrig. Gesamt-Ca > 2,7mmol/l)

Symptome: Übelkeit, Erbrechen, Bauchschmerzen, Ulcusneigung, Obstipation, Pankreatitis, Polyurie, Polydypsie, Hyperkalzurie, Nephrokalzinose/Nephrolithiasis, metast. Kalzifikationen (Konjunktiven, Gefäße, Herzklappen), Muskelschwäche, Somnolenz/Koma, Hypertonie, Bradykardie, Neigung zu Arrhythmien, QT-Verkürzung **Cave:** Therapie mit Digitalisglykosiden

Ursachen: häufig maligne Neoplasien (Myelom, Knochenmetastasen), paraneoplastische Syndrome (Lungen-, Ovar-, Nierentumoren), Sarkoidose, Tbc, Phäochromozytom, Akromegalie, Hyperthyreose, Immobilisationsosteoporose, M. Paget
Nebenschilddrüse: primärer/tertiärer Hyperparathyroidismus
Vitamin D: Intoxikation, Milch-Alkali-Syndrom, Aluminium-Intoxikation, Steroide, Lithiumtherapie
renal: Thiaziddiuretika, familiäre Hypokalziurie

Differenzialdiagnose	Ausschluss
Hyperparathyroidismus	Nebenschilddrüsendiagnostik, iPTH im Serum ↑
Maligne Hyperkalzämie	Tumorsuche, Immunelektrophorese (Serum u. Urin)
Sarkoidose	ACE-Spiegel, Sarkoidosediagnostik
Vitamin D-Intoxikation	$25(OH)D_3$-Bestimmung

Therapie

Behandlung nach Ätiologie
Hemmung der Resorption: Weglassen von Milch und Milchprodukten
Förderung der Ausscheidung: **NaCl-Infusion** + **Furosemid** in Kombination mit **Glukokortikoiden**
schwere Formen: Zur schnelleren Senkung des Calciumspiegels: **Calcitonin** (5–10 IE/kg über 6 h i.v.)
Knochenmetastasen: Bisphosphonate (Ibandronat), alle 3 Monate 3 mg i.v. zur Verlangsamung des osteolytischen Knochenabbaus
hyperkalzämische Krise: Rehydrierung, Calcitonin, ini. 5–10 IE/kg über 6 Std., evtl. **Hämodialyse**

Hypokalzämie (Eiweiß-korrig. Gesamt-Ca < 2,2 mmol/l, iCa < 1,1 mmol/l)

Symptome: Steigerung der neuromuskulären Erregbarkeit, Parästhesien, Hyperreflexie, positive Chvostek- + Trousseau-Zeichen, Hauttrockenheit, Ekzeme, Haarausfall, Verdauungsstörungen, Herz: QT-Verlängerung, Bradykardie mit verminderter Inotropie, u.U. Herzinsuffizienz, Hypotonie

Ursachen: Nebenschilddrüse: (Pseudo-)Hypoparathyroidismus, Mg-Mangel, Überproduktion von Calcitonin (z.B. med. Schilddrüsenkarzinom), Leberinsuffizienz, resp. Alkalose
Knochen: Knochen-Sog" nach Parathyroidektomie, osteoblastische Metastasen
Vit.amin D-Mangel: geringe UV-Lichtexposition, Leberinsuffizienz, Malnutrition, -assimilation
renal: Niereninsuffizienz (häufigste Ursache), Vitamin-D_3-Mangel, akutes Nierenversagen (polyurische Phase)
Ca-Präzipitation: Rhabdomyolyse, Tumorlyse, akute Pankreatitis

Differenzialdiagnose	Ausschluß
Vitamin-D-Mangel	Anamnese, Vitamin-D-Metaboliten im Serum $25(OH)\ D_3$), iPTH
renaler sekundärer Hyperparathyroidismus	Nierenfunktionsparameter, Retentionswerte, iPTH-Bestimmung
Hypoparathyroidismus	Nebenschilddrüsendiagnostik, iPTH-Bestimmung

Therapie

Behandlung der chronischen Hypokalzämie richtet sich nach Ätiologie
Patienten mit **Vit.-D-Mangelzuständen:** Zufuhr von Vitamin D **Colecalciferol** (1000–2000IE/d)
Niereninsuffizienz: Prophylaxe/Therapie des sekundären Hyperparathyroidismus **Kalzium-carbonat** (2–6 g/d) p.o. zur Steigerung der Phosphatbindung und Kalziumaufnahme, evtl. zusätzlich **Vitamin D3** (1,25$(OH)D_3$
Akutsituation: sofortige Verabreichung von **Kalziumglukonat** 10% über 10–15 min., i.v. , anschließend Titrierung des Serumkalziums durch langsame i.v. Infusion bis zum Verschwinden des Trousseau-Zeichens.
Hypoparathyroidismus: evtl. **Dihydrotachysterol** (A.T.10 ® Kps. 0.5–1.5 mg/d p.o., je n. Serum-Ca)
Hyperventilationstetanie: Rückatmung der Expirationsluft über Plastik- oder Papiersack
langfristig: orale Substitution von Kalzium, evtl. in Kombination mit Vitamin D3
Kalziumbedarf des Erwachsenen: 1000–1500mg, Vit D 400–800 E/Tag

Autor: H-J, Anders ISBN 978-3-89862-069-7

Hyperphosphatämie (P >4,8 mg/dl)

Symptome: ähnlich Hyperkalzämie, Pruritus, Tetanie, Erbrechen, Verstopfung, Pankreatitis, Weichteil-/Gefäßverkalkung, Nephrokalzinose/Nephrolithiasis, Herzrhythmusstörungen, Hypertonie, QT-Verlängerung
Cave: Pseudohyperphosphatämie: Myelom, Hypertriglyceridämie, in vitro-Hämolyse

Ursachen: iatrogen d. Zufuhr (oral, parenteral)
renal: Niereninsuffizienz
Nebenschilddrüsen: prim. Hyperparathyroidismus., sek. (ren.) Hyperparathyroid., tert. Hyperparathytoid.
Akomegalie, Hepatitis, maligne Hyperthermie, Asphyxie
Med. NW: Steroidentzug, Biphosphonate, Vitamin- D-/Fluorid-Intoxikation

Therapie

Behandlung nach Ätiologie
Stop der Phosphatzufuhr, Cave: Konservierungsmittel, Milch/Milchprodukte, Fleisch, Fisch, Nüsse
chronischer Phosphatüberschuss infolge falscher Ernährung: **phosphatarme Kost**
akute Hyperphosphatämie: Phosphatbinder 3–4 x 0.6-3 g/d p.os, **Diurese, NaCl i.v.** + **Furosemid**
Niereninsuffizienz: Phosphatarme Diät, **Phosphatbinder** (Al-haltig, Al-frei, Ca-haltig, Ca-frei), **Vit D_3**-Substitution oder Cinacalcet, **Dialyse**
Tetanie und Hypokalzämie: Ca^{++}-Gabe

Hypophosphatämie (P <2,5 mg/dl)

Symptome: Muskelschwäche, Parästhesien, Herzinsuffizienz, Herzrhythmusstörungen, Depression, Verwirrtheit, epileptische Anfälle, Ileus

Ursachen: ↓Zufuhr: Malnutrition (z.B. Alkoholismus), Vit.amin D-Mangel, Azidose, diabetische Ketoazidose, Vebrennung, Schock
Niere: renal-tubuläre Erkrankungen, Fanconi-Syndrom,
GI-Trakt: chronische Diarrhoe/Steatorrhoe
endokrin: Hyperaldosteronismus, prim. Hyperparath., sek. Hypoparath. b. Malassim., Phosphatdiabet.
Med. NW: Antazida, Salizilate, Steroide, Diuretika, Epinephrin, Insulin

Therapie

Differenzierung zwischen akuter (meist Verteilungsstörung) und chronischer Hypophosphatämie (meist renale Ursache)
Leichte Formen (1,5–2,5 mg/dl) ohne klinische Symptomatik: **orale Substitution** 30–60 mmol/d
Bei renalen Phosphatverlusten ggf. additive **Vitamin-D-Substitution**
Schwere Formen (<1mg/dl): **parenterale Substitution** (0,08–0,16 mmol/kg) unter Serumspiegelkontrolle
Cave: Bei Niereninsuffizienz wegen zu geringer ren. Ausscheidung keine parentale Therapie möglich

	Kalzium	Phosphat	iPTH
primärer Hyperparathyroidismus	↑	↓	↑
sek. Hyperparathyroidismus bei Niereninsuffizienz	↓	↑	↑
sekundärer Hyperparathyroidismus bei Malnutrition/Malassimilation	↓	↓	↑
tertiärer Hyperparathyroidismus	↑	↓/↑	↑
Hypoparathyroidismus	↓	↑	↓

Hypomagnesiämie (Mg < 0,8 mmol/l)

Symptome: vermehrte Erregbarkeit, Tetanie, Schwindel, Ataxie, Parästhesien, Depression, Arrhythmien, ST-Senkung, T-Negativierung im EKG

Ursachen: ungenügende Zufuhr, chronischer Alkoholismus
Niere: Polyurie, toxische Tubulopathie, Niereninsuff., Azidose, Bartter-Syndrom, Gitelman-Syndrom
GI-Trakt: Erbrechen, chronische Diarrhoe, Fistel, Malnutrition
endokrin: Hyperaldosteronismus, Hyperparathyroidismus, Hyperthyreose
Med. NW.: Thiazide, Schleifendiuretika, Amphotericin B, Gentamicin, Herzglykoside, Cisplatin

Therapie

Besonders wichtig bei kardialer Vorerkrankung (Myokardinfarkt, Digitalis-Patienten)
akut: 2–4g $MgSO_4$ i.v. über 1–2 Std. (Monitor-, RR- und Elektrolyt-Überwachung)
chronisch: 400–600 mg p.o. in geteilten Dosen für 2–5 d (NW Diarrhoe)

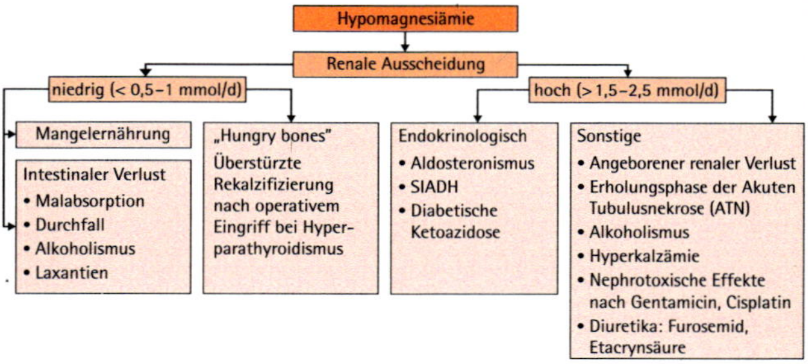

 ISBN 978-3-89862-069-7